Het NLP Receptenboek

Het NLP Receptenboek

Auteur: Paula Zandstra

Een uniek receptenboek voor het kiezen van passende NLP-technieken en oefeningen. Een enorm hulpmiddel voor elke NLP-Coach, trainer of beoefenaar. In alle eenvoud een praktisch boek waarmee je iemand vele vooruitzichten en inzichten kan geven.

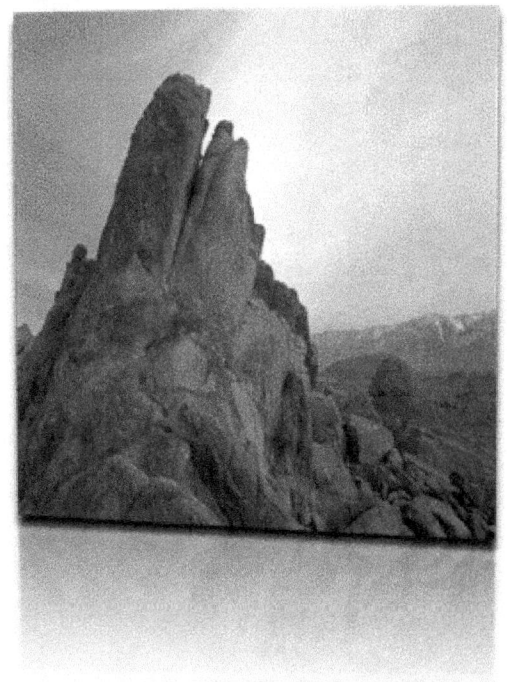

Colofon

Titel: Het NLP Receptenboek

Auteur: P.F.(Paula) Zandstra –van Gemmert

Opmaak ondersteuning: B.A. Zandstra

Eerste druk, juli 2016

ISBN-nummer: 978-1-326-73275-2

Waar je ook staat...
Elke nieuwe stap geeft een ander uitzicht.

Recepten voor de NLP Coach, therapeut of trainer.

Voorwoord

"Het betrekken van je innerlijk en onderbewustzijn, je denkpatronen en al je talenten is nodig om jezelf te ontwikkelen".

In de huidige tijd wordt vaak verwacht dat je stevig in je schoenen staat, ook emotioneel gezien. De huidige tijd is die van veranderingen, nieuwe technieken en social media. Maar wil je echt wat bereiken In het leven en verder komen, dan is het nodig om te kijken naar jezelf en te ontdekken wie je bent, wat je beweegt en hoe je positieve momenten en je talenten kan laten groeien!

Iedereen die geschoold is in Neuro Linguïstisch Programmeren (NLP) kan bovenstaande beamen en maakt het groeiproces van dichtbij mee. Er zijn enorm veel technieken en mogelijkheden om NLP in te zetten bij persoonlijke groei.

Zelf vond ik het in het begin van mijn NLP-carrière enorm lastig om goed te bedenken welke oefeningen zouden passen bij een bepaald probleem of bij een bepaalde kernkwaliteit die ik een cliënt wilde laten ontdekken. Ik bedacht toen dat een receptenboek enorm zou kunnen helpen! Hoe vaak kwam het niet voor tijdens de opleiding dat ikzelf of een andere cursist zei: *"Maar welke oefening zou ik nu handig kunnen inzetten? Het zijn er ook zo veel!".*

Voor u ligt nu het NLP-receptenboek! Met dank aan alle collega coaches, de NLP Intervisiegroepen en de trainers van het ADHD-Centrum Nederland te Delft. Een uniek boek dat richting geeft aan iedereen die zich heeft bekwaamd in NLP-technieken. De recepten helpen om een handige keuze te maken uit de vele technieken en oefeningen die gebruikt worden binnen het NLP-vakgebied. Een goede keuze van oefeningen kan je cliënt enorm vooruithelpen!

Vergeet nooit in te gaan op wat je vanuit je eigen gevoel en zintuigelijke scherpzinnigheid opmerkt, ook als je een recept gaat gebruiken! Kies de juiste recepten en stel daarmee jezelf in staat om een groeiproces van een cliënt optimaal te begeleiden en tot super goede resultaten te komen!

Veel plezier bij het bereiden!

Paula Zandstra.

Inhoud

Belangrijk NLP-uitgangspunt:
"Alles wat aandacht krijgt, groeit!"

1.   Inleiding

1.1   Wat is NLP

NLP staat voor Neuro Linguïstisch Programmeren. Neuro staat voor: Neurologische systemen zoals ons denken en ons zenuwstelsel. Dit gebruiken we om vervolgens Linguïstisch, oftewel via taal en communicatie, aanpassingen van je interne denkprocessen (Programmering)te bereiken. Dit om tot verbeteringen of veranderingen te komen en zelf meer één te worden met jezelf en je wereldmodel. NLP is dus een communicatie en veranderingsmodel.

Er zijn vele boeken geschreven over NLP en het toepassen ervan en er zijn vele opleidingen en trainingen voor beschikbaar. Naar mijn mening heb je met NLP meer keuzemogelijkheden in je leven en kan je makkelijker je doelen bereiken. Dit receptenboek is voor iedereen die al een NLP-opleiding heeft gedaan en graag een leidraad wil om keuzes tussen de vele soorten oefeningen te kunnen maken.

1.2   Geschiedenis van NLP

NLP is in de jaren zeventig ontstaan in de Verenigde Staten. De grondleggers van NLP zijn John Grinder en Richard Bandler. NLP begon met het onderzoek dat de toenmalige student Richard Bandler deed naar Fritz Perls, de grondlegger van de gestalttherapie. Het onderzoek naar de kort daarvoor overleden Fritz Perls gebeurde onder andere op basis van filmmateriaal. Bandler maakte modellen van de als effectief beschouwde gedragingen van Perls. Hij werd hierin begeleid door de toenmalige assistent-professor John Grinder. Bandler en Grinder deden jarenlang samen onderzoek. Ze kozen voor hun modellering mensen die aanzien genoten in hun vakgebied om uit te vinden wat zij anders deden dan anderen.

1.3 Een nieuwe stroming

Een nieuwe stroming is een bredere werkwijze en toepassing van NLP voor het veranderen van denkprocessen, oplossen van gedragsproblemen en afnemen van fobieën. NLP wordt steeds vaker gebruikt naast diverse therapieën en vele nieuwe oefeningen worden ontwikkeld. In mijn eigen "Zandstra stroming" geef ik een werkwijze weer die structuur aanbrengt in de hoeveelheid aan oefeningen en van daaruit is ook dit vereenvoudigde **receptenboek** ontstaan. Op deze manier hebben NLP Practitioners (mensen die NLP beoefenen en trainingen erin geven) een handboek om een keuze te maken uit passende oefeningen. Zeker voor de beginnende NLP Practitioners een is het fijn om een "receptenboek" met oefeningen te hebben. Ik hoop dan ook dat velen met plezier dit boekje zullen gaan gebruiken.

1.4 Het receptenboek

Het receptenboek is een hulpmiddel om keuzes te maken tussen de vele oefeningen en mogelijkheden die je hebt binnen het gebruik van NLP. Het is geen opgelegde methode en altijd zullen de oefeningen passend gemaakt kunnen worden voor een cliënt of aangepast kunnen worden naar eigen inzicht. Vaak zijn er vele extra vragen te bedenken en het is zeker niet zo dat dit achterwege gelaten moet worden. Hoe gedetailleerder en diepgaander een oefening gemaakt kan worden, des te mooier de resultaten kunnen zijn. Het receptenboek geeft aan welke NLP-oefening mogelijk gebruikt kan worden bij welke situatie. Welk "recept" is dus passend bij welk soort vraag of een nog bestaand knelpunt.

2. Hulpbronnen

Hulpbronnen zijn alle dingen die je helpen om je zenuwstelsel te laten ontspannen. Dingen die je blij of vrolijk maken. Dingen die je steunen en helpen bij dat wat je wilt bereiken. Bij bijna alle recepten zijn hulpbronnen van groot belang! Je maakt de recepten hiermee op smaak, zoals de peper en zout in de broccolisoep!

2.1 Ontdek smaakvolle hulpbronnen

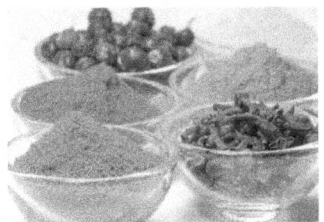

Voor alle recepten is smaak nodig en de grootste en meest verfijnde smaak komt van je hulpbronnen. Als je deze smaakmakers wilt ontdekken dan is dit een goed basisrecept:

1. Ga eens voor jezelf na wat je versterkt en stel jezelf de volgende vragen om je interne en externe hulpbronnen te ontdekken:
   a. Waar wordt je vanbinnen blij van? Noem zoveel mogelijk dingen.
   b. Waar wordt je vrolijk van of in een heel goede stemming?
   c. Wie of wat kan jou steunen in je leven?
   d. Wat in je omgeving kan versterkend zijn voor je of je een plezierig gevoel geven?
   e. Welke van jouw eigenschappen hebben je weleens geholpen bij knelpunten of problemen? Noem er zo veel mogelijk!
   f. Welke pluspunten, naast jezelf te durven laten coachen, over jezelf kan je noemen?
   g. Welke positieve intenties/ positieve bedoelingen heb je vaker?

h.   Waar krijg je ontspanning/ rust van?

i.   Welke andere versterkende hulpbronnen kan je bedenken?

2.   Test: Heb je een lijst met wat jou kan helpen of versterken?

Note:

Jezelf afvragen wat versterkend werkt helpt bij alle NLP-recepten uit dit boekje! Dit kan je dagelijks doen en bij elke activiteit. Je ontdekt zo welke hulpbronnen het sterkste zijn voor een positieve smaak.

2.2   Ik wil positiever zijn

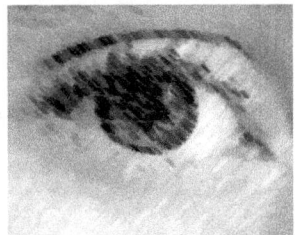

Als je graag positiever wil zijn en een positieve kijk op een situatie of je hele omgeving wilt hebben, dan is dit een fijn recept als super goede smaakmaker:

1. Aangezien je makkelijk alle negatieve punten kan noemen, zet deze dan eens op een rij onder elkaar op een blad.
2. Zet daarna alle tegenovergestelde woorden op een tweede blad.
3. Bepaal waar je liever mee bezig wilt zijn. De positieve of de negatieve en geef jezelf daar toestemming voor.
4. Ga punt voor punt langs de woorden en vraag per woord wat je kan doen of wat er nodig is om dat te bereiken.
5. Vraag daarna welke andere zaken datzelfde effect hebben! (Bijvoorbeeld "rust" >> "Op het strand zitten" >> "fietsen").
6. Test: Ga na of je ineens veel meer smaakvolle hulpbronnen hebt gevonden om positiever te zijn.

2.3   Ik wil een hulpbron leren gebruiken

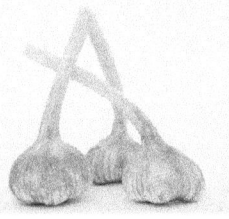

Als je een goede smaakmaker hebt gevonden, dan wil je deze hulpbron natuurlijk optimaal gebruiken in de recepten en bij alles wat je doet. Dit recept geeft weer hoe je een hulpbron nauwkeurig kan onderzoeken, de smaak kan vergroten en daarna beter kan inzetten. Een lastig recept, maar hiermee kan je wel alle andere recepten nog beter op smaak brengen!

1. Kies een hulpbron waar je meer over wilt leren.
2. Doe je ogen dicht en denk aan de hulpbron.
3. Maak er een gedachte bij, bijvoorbeeld een beeld, geluid, gevoel of dat wat bij jou past.
4. Kan je aangeven wat je opvalt of wat je je voorstelt?
5. We gaan het beeld uitvragen:
    Als het een beeld is, kan je dan dit nog nauwkeuriger omschrijven. Wat zie je precies? Zie je ook anderen of dieren? Wat hoor je, of hoor je niets? Wat ruik je of is er geen geur? Welke kleuren zie je allemaal.
6. We gaan het gevoel uitvragen:
    Hoe voel je je nu je aan dit beeld of deze hulpbron denkt? Waar voel je dat in je lichaam? Als je het zou voelen, waar in je lichaam zou het dan het meeste zijn? Heeft dit een vorm of een kleur? Kan je dit vergroten en is dat prettig? Wat zou er gebeuren als je dit gevoel vaak kan ervaren?

7. Het vergroten van de smaak:
   Kan je het beeld en gevoel groter of ruimer maken? Zo ja, doe dat maar. Kan je het beeld nog duidelijker maken voor jezelf of het gevoel nog sterker voelen? Zo ja, doe dat maar. (Bedenk alle vragen die zouden passen in het beeld om dit nog positiever, veiliger of mooier te maken).
8. Test:
   Kom straks langzaam terug naar het hier en nu en neem alle mooie beelden en gevoelens mee als je je ogen weer opendoet.

   Bespreek of de hulpbron meer smaak heeft gekregen. Of deze goed inzetbaar is of ontwaakt als een prachtige bloem.

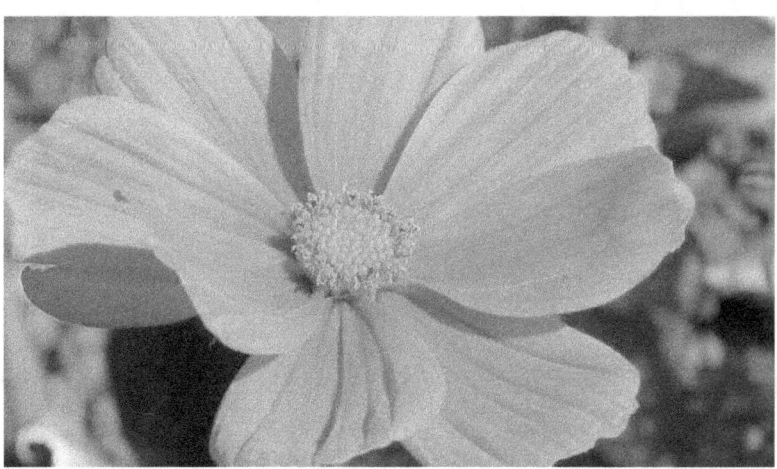

NLP-uitgangspunt:

"Mensen beschikken over alle hulpbronnen/bekwaamheden die nodig zijn om hun doelen te realiseren".

3   Je missie, successen en doelen behalen

3.1 Basisrecept voor succes

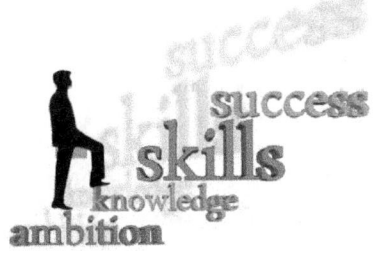

Er zijn 5 grondbeginselen voor succes. Als je deze wilt aanhouden in je leven, dan werk je volgens het volgende recept:

1. Ken je uitkomst en definieer deze zo SMART en gedetailleerd als mogelijk.
2. Onderneem actie (als je niets doet, gebeurt er niets).
3. Wees zintuigelijk scherpzinnig (kijk, luister en voel!).
4. Wees flexibel in je gedrag (en als iets niet werkt, probeer het anders!).
5. Ga te werk vanuit een fysiologie en psychologie die gericht is op het bereiken van perfectie (ga uit van positieve resultaten).

Tip als toevoeging:
Werk de muurtjes weg, de belemmerende overtuigingen, oordelen, passiviteit, starheid en negatieve ervaringen en zoek vooral je hulpbronnen, dan wordt valt dit recept nog beter in de smaak!

3.2 Successen vergroten

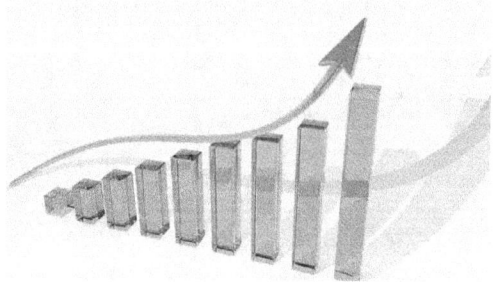

Wil je behaalde successen vergroten, dan is dat niet meteen voor elkaar, maar zeker wel mogelijk. Gebruik daarvoor dit recept:

1. Kijk aan het einde van de dag wat je hebt gedaan en welke actie/resultaat het beste was.
2. Doe je ogen dicht en herbeleef dat goede resultaat in je gedachten. Kijk ook eens van een afstand ernaar en bekijk wat je deed om zo'n succes te behalen. Hoe ging dat precies, hoe voelde dat, wat was er zo goed aan?
3. Terwijl je je succes herbeleeft, ontstaat er wellicht een gevoel van trots bij jezelf of een ander prettig gevoel. Misschien krijg je complimenten uit de omgeving of bewonderende blikken. Ervaar wat het succes met je doet en wat als je dit in gedachten groter maakt.
4. Hoe kan je een volgende keer hetzelfde succes behalen, met minder tijd/energie? Wat kan er nog beter of makkelijker? Welke keuzemogelijkheden kon je nog meer creëren? Welke hulpbronnen had je ook nog kunnen gebruiken?
5. Bedenk welke hulpbronnen je een volgende keer zeker ook wilt gaan gebruiken en kom terug naar het heden, het hier en nu.
6. Geniet nog even na van het fijne succes!

3.3 Basisrecept doelen behalen

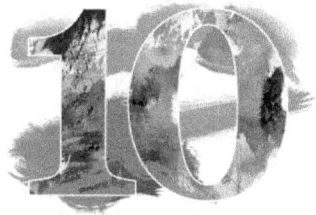

Het basisrecept om je doel te behalen is het Visualisatie-recept:

1. Bepaal welk doel je wilt bereiken.
2. Doe je ogen dicht en stel jezelf voor dat je kijkt naar je doel.
3. Merk op wat je ziet, hoort en voelt.
4. Ga in het beeld staan en doe nu alsof je het doel al hebt bereikt.
5. Visualiseer wat je ziet. Maak het groot en helder.
6. Bemerk alle details. Wat zie je jezelf doen? Wat zeggen anderen tegen je, als die er zijn? Wat hoor je, als je geluiden hoort? Wat ruik je, als je een geur waarneemt? Welke kleuren zie je? Welk gevoel merk je bij jezelf?
7. Maak in gedachten een foto van het beeld dat je hebt en steek dit in gedachten ergens bij je.
8. Kom rustig terug naar het hier en nu en doe je ogen open als je daar helemaal aan toe bent.

3.4 Je doel bepalen

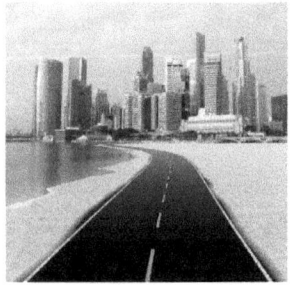

Om zeker te zijn van je doel en dit goed in beeld te krijgen, is dit een eenvoudig recept, waarbij je ook nog eens toe mag geven aan je eigen gedachten en redenaties terwijl je deze soep maakt. Een prettig recept voor iedereen die weet dat doelen naar meer smaken!

1. Kies je doel, het globale doel of idee dat je hebt.
2. Maak je doel smart, door deze specifiek, meetbaar, acceptabel, realistisch en tijdgebonden te maken.
3. Doe je ogen dicht en beantwoord voor jezelf de volgende vragen:
4. Wat is het dat je precies wilt bereiken? Wat maakt dat dit belangrijk voor je is? Kan je je doel nog preciezer weergeven? Druk je doel uit in een positief geformuleerde zin.
5. Waar sta je nu t.o.v. het doel? Wat is de huidige situatie?
6. Geef het resultaat aan. Wat zal je zien, horen of voelen als je je doel bereikt hebt?
7. Hoe zal je weten dat je het doel echt helemaal bereikt hebt? Hoe weet je dat het doel behaald is?
8. Wat zal het resultaat voor je doen of toestaan te doen?
9. Is het doel voor jezelf of ook voor anderen?
10. Waar, wanneer, hoe en met wie wil je dit doel hebben? In welke omgeving?

11. Wat heb je nu en wat heb je nodig om je doel te bereiken? Welke middelen heb je al? Welke vaardigheden heb je al? Ken je iemand die het doel al bereikt heeft? Doe in gedachten of je dit alles al hebt.

12. Wat zal je er beter van worden als je het doel hebt? Wat zal er gebeuren als je het doel krijgt? Wat als je het niet krijgt? Wat zal er gebeuren als je het doel niet behaald? Wat zal er niet gebeuren als je het doel niet behaald?

13. Wat is de eerste stap die je op korte termijn, liefst vandaag, kan zetten op weg naar je doel?

14. Doe je ogen open en kom weer terug naar het nu. Wat heb je ervaren? Hoe ga je nu verder?

3.5 De weg naar je doel bepalen

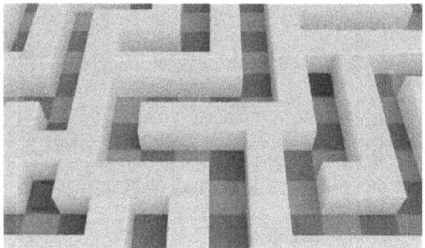

Een pittig en tijdrovend recept, maar deze smaakt zeker naar meer!
Wil je je doel echt helder op je netvlies krijgen dan is het recept van het
Neurologische loopje iets voor jou! Dit recept kan gemaakt worden in
gedachten of met behulp van fysieke bladen met daarop de
neurologische niveaus: Omgeving, Gedrag, Vaardigheden,
Overtuigingen, Identiteit en Missie.

1. Bepaal een doel dat je wilt bereiken, zorg ook dat deze positief
    geformuleerd is.
2. Stap in gedachten in de "omgeving" terwijl je denkt aan je doel.
    Wat zie je? wat hoor je?
3. Stap in gedachten in het "gedrag". Wat doe je? Wat doe je voor
    je doel? Wat doe je anders dan voorheen?
4. Stap in gedachten in "vaardigheden". Welke vaardigheden heb
    je die te gebruiken zijn bij je doel? Welke heb je nodig om het
    doel te bereiken? Wat kun je allemaal?
5. Stap in "overtuigingen". Welke overtuigingen heb je? Welke heb
    je (niet meer) nodig om je doel te bereiken? Welke
    overtuigingen helpen je?
6. Stap in "identiteit". Wie ben je? Kijk eens naar binnen naar
    jezelf. Wat zeg je tegen jezelf over jezelf? Wat zegt de
    omgeving over jou als persoon? Welke identiteit is passend bij je
    doel?

7. Stap in "missie". Spreek je missie gerelateerd aan je doel of het doel zelf uit. Hoe voel je je? Wat merk je op? Is dit de missie waar het om gaat?

8. Stap een stap verder dan je missie, naar de dag nadat je je doel bereikt hebt. Doe alsof je nu het doel hebt bereikt en ga helemaal in op die ervaring. Merk op wat je ziet, voelt of hoort. Wat merk je bij jezelf? Wat merk je van anderen of je omgeving? Voel je je prettig? Versterk je gevoel en ga er in op. Geniet ervan en hou dat gevoel vast.

9. Behoud het gevoel dat je hebt en draai je in gedachten om en kijk terug naar de stappen. Neem de verschillen waar. Moet je iets veranderen? Wat is er nodig om je doel te bereiken? Weet je nu wat je moet doen om je doel te bereiken?

NLP-uitgangspunt:
"Ieder gedrag heeft een positieve intentie".

4. Omgaan met emoties en je identiteit

4.1 Basisrecept emoties ervaren

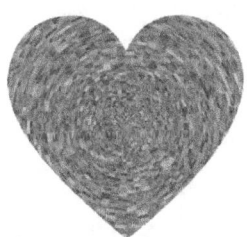

Wil je graag meer begrip krijgen voor het standpunt van een ander? Of wil je een situaties die emoties bij je geeft op meer manieren bekijken? Dan is dit een goed basisrecept:

1. Ga rustig zitten, doe je ogen dicht en keer in jezelf.
2. Denk terug aan een situatie waarin je met iemand in gesprek was of waarin je minder begrip kon opbrengen voor een ander.
3. Kijk naar deze ervaring vanuit je eigen ogen. Geassocieerd met je eigen gevoel. Hoor wat je hoorde en zie wat je zag. Je voelt weer wat je voelde. Beleef de situatie met al je zintuigen opnieuw. Neem de tijd.
4. Verplaats je nu in de positie van de ander. Ervaar hoe het is om die ander te zijn. Hoe beleeft hij/zij de situatie? Kijk naar jezelf voor de ogen van de ander. Zie wat de ander ziet, hoort wat de ander hoort denk wat de ander dacht en voel wat de ander voelt. Welke intenties heeft de ander, welke overtuigingen en gedachten heeft de ander?
5. Stap na een tijdje uit het beeld en ga in gedachten terug naar het begin van de situatie. Kijk nu alsof je een camera of helikopter bent naar de situatie. Je kijkt door je eigen ogen naar de situatie waarin je jezelf en de ander tegelijk in beeld hebt.

Kijk objectief en nieuwsgierig, alsof je een ander bent die de situatie bekijkt. Neem de tijd hiervoor. Merk op wat je ziet, wat je denkt over de situatie. Hoe zouden ze nader tot elkaar kunnen komen en meer begrip kunnen opbrengen voor elkaar? Heb respect voor de situatie en beide partijen.

6. Kom weer langzaam terug naar het hier en nu.

4.2 Een goed gevoel versterken (associëren)

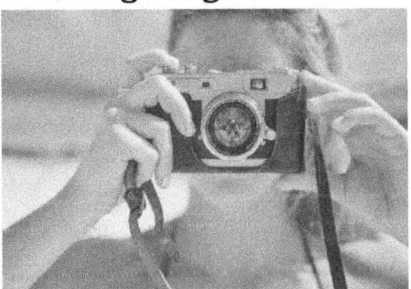

Heb je een superfijn gevoel gehad die je eigenlijk vaker zou willen ervaren of zou willen versterken? Dan is dit een heerlijk recept"

1. Ga rustig zitten, doe je ogen dicht en ontspan je spieren. Merk op hoe je ademhaling rustig op en neer gaat.
2. Denk terug aan een fijne, prettige ervaring of situatie.
3. Kijk naar deze ervaring vanaf een afstandje en zie jezelf in de ervaring. Kijk en zie wat je doet.
4. Stap na een tijdje in het beeld, alsof je het zelf meemaakt. Neem de tijd hiervoor.
5. Zie wat je daar ziet. Hoor wat je daar hoort. Ruik wat je daar ruikt en voel wat je voelt. Neem de tijd om de ervaring zo gedetailleerd mogelijk te beleven en te ervaren. Neem evt. een "foto" en doe dat beeld denkbeeldig in je broekzak of ergens op je lichaam, waar jij dit prettig vindt.
6. Neem weer even afstand en kijk naar jezelf alsof je vanuit een camera jezelf terugziet.
7. Kom weer langzaam terug naar het hier en nu.

4.3 Een vervelend gevoel verminderen (dissociëren)

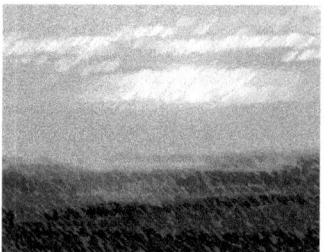

Heb je een vaker terugkerend vervelend gevoel of een onprettige situatie waar je in terecht komt? Een gevoel is iets dat je zelf opwekt en kan aanpassen met dit recept. Wil je dat vervelende gevoel neutraliseren, dan is dit recept met neutralisatiesoep een prima plan:

1. Ga rustig zitten, doe je ogen dicht en ontspan je spieren. Merk op hoe je ademhaling rustig op en neer gaat.
2. Denk terug aan een onprettige of vervelende ervaring of situatie (niet traumatisch).
3. Kijk naar deze ervaring vanaf een afstandje en zie jezelf in de ervaring. Kijk en zie wat je doet.
4. Stap na een tijdje in het beeld, alsof je het zelf meemaakt. Neem de tijd hiervoor.
5. Zie wat je daar ziet. Hoor wat je daar hoort. Ruik wat je daar ruikt en voel wat je voelt.

6. Neem weer even afstand en kijk naar jezelf alsof je vanuit een camera jezelf terugziet. Maak het beeld nu zwart-wit en verklein het iets. Verklein het daarna nog iets meer en zet het beeld stil.
7. Laat het beeld vervagen, zodat het niet meer goed te zien is.
8. Kom weer langzaam terug naar het hier en nu.

4.4 Omgaan met zeer heftige emoties (dubbele dissociatie)

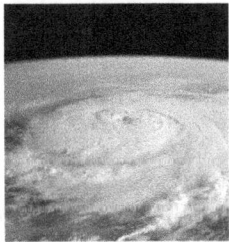

Speciaal voor personen met heftige emoties rondom een onderwerp of situatie. Ook voor personen met een trauma of personen die emotioneel zeer gevoelig zijn is dit recept geschikt. Hiermee verwerk je op een veilige manier je emoties en krijg je nieuwe inzichten in een situatie, waardoor je andere keuzes kan maken. Wil je eens veilig kijken naar je emoties in bepaalde situaties, dan is dit een goed recept (ervaren kok is nodig!):

1. Ga rustig zitten, doe je ogen dicht en ontspan je spieren. Merk op hoe je ademhaling rustig op en neer gaat.
2. Denk terug aan een onprettige of vervelende ervaring of situatie.
3. Kijk naar deze ervaring vanaf een afstandje en zie jezelf in de ervaring. Kijk en zie wat je doet.
4. Als de emoties te veel binnenkomen, stap dan verder uit het beeld naar een camerapositie die jou van een afstand laat kijken naar de situatie.
5. Stap weer in het beeld dat je jezelf van een afstandje in de situatie ziet.
6. Stap na een tijdje in het beeld, alsof je het zelf meemaakt. Neem de tijd hiervoor.
7. Zie wat je daar ziet. Hoor wat je daar hoort. Ruik wat je daar ruikt en voel wat je voelt.

8. Neem weer even afstand en kijk naar jezelf alsof je vanuit een camera jezelf terugziet.

9. Stap nog verder terug naar de positie waarin je kijkt naar de camerabeelden die jou in de situatie weergeeft. Als dit lastig is, ga dan als een helikopter boven de situatie hangen en film de situatie als cameraman/vrouw.

10. Wat zie je? Wat zou je doen of wat zou je willen aanpassen aan de situatie?

11. Maak het beeld nu zwart-wit en verklein het iets. Verklein het daarna nog iets meer en zet het beeld stil.

12. Laat het beeld vervagen, zodat het niet meer goed te zien is.

13. Kom weer langzaam terug naar het hier en nu.

4.5 Basisrecept Veilig Voelen

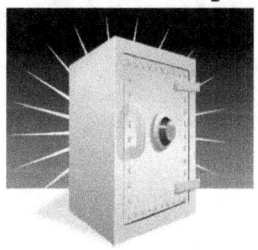

Omgaan met angsten en onzekerheden kan vanuit een gevoel van veiligheid. Het recept voor het opmaken van een veilige plek is een goede basis hiervoor. Het eindresultaat van dit recept kan altijd toegevoegd kaan worden aan elk ander recept uit het receptenboek!

1. Ga rustig zitten, doe je ogen dicht en ontspan je spieren. Merk op hoe je ademhaling rustig op en neer gaat.
2. Denk terug aan een prettige en rustige ervaring of situatie.
3. Zie jezelf in de ervaring. Kijk en zie wat je doet.
4. Wat kan je doen om de plek nog veiliger te maken? Doe dat maar in gedachten.
5. Helpt het als je meer of minder geluid hoort? Regel het geluid nu zo dat dit het prettigste is.
6. Is het fijn als er anderen bij je zijn of juist niet? Regel maar. Je kan zelf bepalen wie er bij je is of komt en wat je hoort of voelt.
7. Welk gebaar associeer je met veilig? Maak dat gebaar maar als het kan.
8. Is er een vorm die je associeert met veilig voelen? Neem de vorm in gedachten en geef het een plek in je lichaam, waar je dat altijd bij je hebt.
9. Wees even stil en voel je veilig.
10. Doe je ogen open en hou het veilige gevoel vast.

4.6 Fobie wegnemen

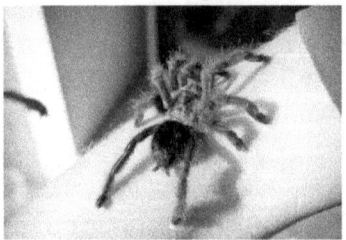

Heeft iemand een fobie, zoals angst voor een bepaald dier of hoogte, dan is dit een zeer beproefd recept, dat zeker in de smaak zal vallen! Een ervaren kok en behoorlijk wat tijd is wel nodig, maar dit recept is een echt Fobie-killer! Het recept:

1. Zorg voor meer inzicht
   Gebruik hier evt. andere kleine recepten voor of losse ingrediënten, zoals het overdreven weergeven van feiten. De megagrote spin valt graag een klein mini-mensje aan? Of is het spinnetje bang voor mensen die veel groter zijn?
   Stel bijvoorbeeld vragen zoals:
   a. Wat gaat er in je hoofd om als je aan je fobie denkt?
   b. Welke detail is het engste/moeilijkste?
   c. De angst is echt, maar gebaseerd op irreële overtuigingen, besef je dat?
   d. Waarom is dat detail het moeilijkste?
   e. Is dat in het echt ook werkelijk zo?
   f. Wat als dit zo zou zijn, wat zou er kunnen gebeuren?
   g. Wat kan er feitelijk gebeuren?
   h. Zijn je gedachten realistisch?
   i. Als je steeds jezelf verteld dat je angst hebt, is het dan logisch dat die angst verdwijnt of juist aan blijft houden?

2. Laat de cliënt visualiseren
   a. Doe je ogen dicht en kijk eens van een afstandje naar jezelf.
   b. Kijk eens naar jezelf als je wordt blootgesteld aan je fobie.
   c. Is dat te moeilijk kijk dan naar een film van jezelf door een camera en zet er een grappig muziekje onder.
   d. Zie hoe je geconfronteerd wordt met je fobie en hoe je reageert.
   e. Stap in gedachten nu in jezelf en bedenk hoe het zou zijn als jij het nu zou beleven, zoals je net gekeken hebt naar je eigen film.
   f. Wat merk je? Wat valt je op? Wat zie je? Wat hoor je? Zijn er ook anderen? Voel je iets aan jezelf? Wat merk je vanbinnen aan je emoties? Hoe reageert je lichaam? Welke kleuren zie je? Ruik je ook iets? Etc. (vraag naar submodaliteiten).
   g. Zie jezelf blootgesteld worden aan je fobie en maak dan het beeld eens zwart/wit en wat vager.
   h. Maak het beeld wat kleiner en verder weg. Net zo lang tot de spanningen weg zijn.
   i. Kijk eens terug naar het eerste beeld waarin je fobie duidelijk zichtbaar was. Lach er eens naar.
   j. Kijk dan weer naar het kleine, vage beeld en merk op dat dit niet meer eng of spannend is. Merk op hoe snel je kan schakelen naar dit rustige gevoel.
   k. Pendel heen en weer tussen h, i en j, tot je helemaal rustig bent en zeg hardop:
      "Ik voel me niet meer gespannen als ik naar mijn fobie kijk en deze in gedachten ervaar".

3. Stel de cliënt bloot aan de fobie
   a. Kijk naar plaatjes of tekeningen van je fobie en merk op wat dit met je doet.
   b. Doe desnoods even je ogen dicht om het plaatje dat spanning geeft te laten vervagen in gedachten en ontspannen te bekijken. Kijk er dan nog eens naar en wacht tot de spanning weg is.
   c. Stel je cliënt bloot aan de echte fobie, met zo klein mogelijke stapjes daar naartoe. In vertrouwen kan dit zonder grote spanningen plaatsvinden. Laat iemand die in emoties hangt ook even naar boven kijken en iets benoemen, zoals de kleur van een plafondlamp. Dit maakt dat iemand in het "hier en nu" kan blijven. Gebruik steeds de oefening door in gedachten terug te gaan naar de veilige plek of de veilige film en de ontspanning daarna.
   d. Merk op dat je uiteindelijk je fobie aankan en rustig kan blijven als je eraan blootgesteld wordt!

5. Overtuigd van overtuigingen

5.1 Een belemmerende overtuiging wegnemen

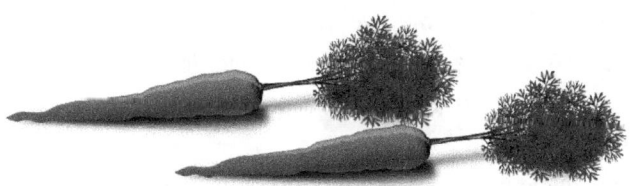

Een belemmerende overtuiging zoals "Ik kan toch niets" of "Ik leer het nooit om recepten toe te passen" die niet functioneel zijn, wil je graag veranderen. Maar als je jezelf steeds bevestigd ziet in je overtuiging, dan is dit wortelrecept zeer geschikt en eenvoudig:

1. Denk aan de belemmerende overtuiging. (Bij voorkeur met de ogen dicht).
2. Beschrijf in gedachten alle submodaliteiten, dus zaken als groot, klein, kleur, geur, met anderen, zonder anderen, op welk moment het is, wie, wat, waar, etc., zo grondig mogelijk.
3. Neem een korte pauze door tien tellen om je heen te kijken of een grapje te maken.
4. Denk nu aan een nieuwe overtuiging die je graag zou willen hebben in de plaats van de oude belemmerende overtuiging.
5. Beschrijf in gedachten weer wat je opmerkt, wat je ziet, hoe dit voelt, het wie, wat waar en wanneer, inclusief alle details die je kan bedenken. Wat is erg belangrijk?
6. Ga in gedachten terug naar de oude overtuiging en pas vervolgens de submodaliteiten aan naar dat van de nieuwe overtuiging. Maak de kleur, omgeving, reacties van anderen indien van toepassing en alles wat je nog weet, precies zoals bij de nieuwe overtuiging.

7. Pak het beeld van de oude overtuiging nu tussen je handen en verplaats deze verder weg en maak het beeld kleiner, net zo lang tot het krimpt en verdwijnt.

8. Laat nu vanuit de achtergrond een beeld naar voren komen dat de inhoud heeft van je nieuwe overtuiging.

9. Verander elk punt waar nu nog twijfel over is naar een beeld van overtuiging. Maak het beeld helderder en scherper waar mogelijk.

10. Test: Hoe kijk je nu tegen de nieuwe overtuiging aan? Geloof je erin? Ben je overtuigd dat dit juist is?

11. Plaats nu het nieuwe beeld in de toekomst waarin deze overtuiging een echt verschil kan maken. Merk op wat je ziet en hoe dat voelt. Je hebt een nieuwe overtuiging in de plaats gezet voor de oude belemmerende overtuiging.

5.2 Je wereldmodel bekijken

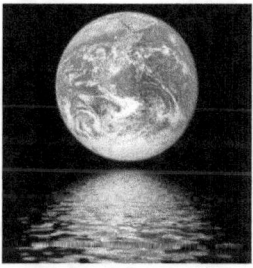

Je model van de wereld en de manier waarop je naar je omgeving kijkt kan van invloed zijn op de wijze waarop je omgaat met je huidige overtuigingen. Als je wilt ontdekken hoe je op dit moment naar je omgeving kijkt en of dat functioneel is, dan is dit een wereld recept!

1. Denk aan een belemmerende overtuiging. (Bij voorkeur met de ogen dicht).
2. Geef de belemmerende overtuiging een woord of beeld en plaats de overtuiging in het wereldbeeld van dit moment.
3. Bekijk in gedachten hoe je de wereld als geheel ervaart. Laat je gedachten hierin de vrije loop. Zodra je iets tegenkomt wat enige spanning geeft of juist plezier, kijk er dan even naar, wetend dat je er niets mee hoeft te doen.
4. Bedenk hoe je de nabije omgeving, waar je dagelijks bent nu ervaart en er uitziet. Laat je gedachten hierover gaan en kijk wat je opmerkt, wat je hoort, ziet of dat er mensen zijn of dieren, geluiden of niet. Neem de tijd om alles van je huidige omgeving in je op te nemen.
5. Wat is je belemmerende overtuiging en wat heb je nodig van je omgeving om de belemmering weg te nemen. Bepaal wat hierin het belangrijkste is.
6. Stel jezelf de aangepaste omgeving voor, zoals jij die nodig hebt. Maak het beeldend en zet jezelf bewust In het beeld. Ervaar wat je voelt als dit gebeurt en wat het je brengt.

7. Wat zou de eerste stap zijn om deze nieuwe omgeving te realiseren?
8. Kijk naar de huidige situatie en bedenk wederom wat de eerste stap zou zijn om aan je gewenste situatie tegemoet te komen en wat er nodig is om dat te realiseren.
9. Kom langzaam tot het besef dat je weer in het hier en nu bent. In een stoel en je ademhaling rustig is. Kom terug naar het hier en nu en open je ogen.

Neem een korte pauze door tien tellen om je heen te kijken naar de omgeving en deze te ervaren zoals het is.

5.3 Opruimen interne conflicten

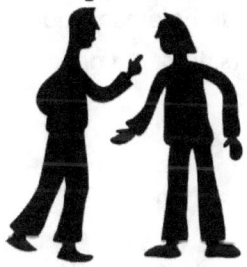

Als iemand een intern conflict heeft of bepaald niet geïntegreerd gedrag wil integreren is dit een super goed recept. Eenvoudig en doeltreffend is dit magische soepje (ook wel Visual Squash genoemd) bij het maken van keuzes en gedragskeuzes of het uitzoeken van de positieve intentie van een bepaald gedrag.

1. Ga in een rustige ruimte zitten waar je je goed kan ontspannen. Vertrouw op je coach/therapeut en doe je ogen dicht.
2. Neem een conflict of gedrag dat je niet zo prettig vindt in gedachten. Maak hiervan een voorstelling en geef er een intern beeld van. Gewoon het beeld dat als eerste in je opkomt vanuit het onderbewuste. Plaats dit beeld in je linkerhand.
3. Wat bereik je precies met dit beeld? Wat voor meerwaarde heeft het?
   Wat is de bedoeling van dit beeld?
   Waarom is dat belangrijk voor je?
   Wat maakt dat dit zo belangrijk voor je is?
   En wat is daar het doel van?
   Vraag door tot je de hoogst mogelijke positieve intentie gevonden hebt (zoals veilig voelen, erbij horen, liefde krijgen).
4. Laat het beeld staan op je linkerhand en bedank het even dat het zich wilde tonen en dat dit een positieve intentie heeft.

5. Maak nu een beeld van het tegenovergestelde van het conflict/gedrag/beeld dat je had. Stel je dit helemaal voor en maak er een beeld of symbool van. Plaats dit beeld op je rechterhand.
6. Wat is de positieve intentie van dit beeld?
   Waarom is dat belangrijk voor je?
   Wat is daar de positieve intentie van?
   Vraag door tot je de hoogst mogelijke positieve intentie hebt gevonden.
7. Ga nu bij jezelf na of de twee delen, die op je linkerhand en die op je rechterhand ooit onderdeel waren van een groot samenhangend geheel. Hebben ze ooit bij elkaar gepast?
8. Breng beide delen nu bij elkaar en maak er 1 geheel van. Breng ook je handen bij elkaar en maak er één beeld van. Hoe ziet dit eruit?
9. Breng het geheel terug in je lichaam waar jij vindt dat dit het beste past.
10. Kom weer terug naar het hier en nu en open je ogen.

6. Vaardigheden

6.1 Ik kan dit niet

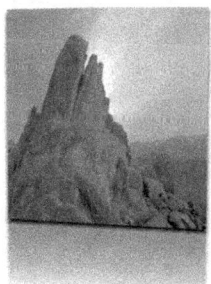

Wil je een bepaalde vaardigheid leren en is dit fysiek mogelijk? Maar denk je "Ik kan dit niet!", dan is dit het juiste recept:

1. Kies iets dat je wilt kunnen.
   Benoem een vaardigheid die je niet denkt te kunnen en wel wilt leren.
2. Verdeel de vaardigheid in 2 tot 4 onderdelen.
   Deel de vaardigheid op in delen en ga na welk onderdeel je wel kunt en welke niet.
3. Verdeel het moeilijkste deel weer in 2-4 onderdelen.
   Ga na welke van die onderdelen je wel kunt en welke niet.
4. Herhaal dit voor alle moeilijke onderdelen.
   Herhaal het opdelen van moeilijke delen in stukjes die je wel kan en nog moeilijk vindt tot er geen onderdelen meer zijn die je niet kunt. Blijven er onderdelen over, dan vereisen die wellicht een speciale aanpak, heb je hiervoor extra hulpbronnen nodig? Bepaal dan welke.
5. Test
   Ga na of je de oorspronkelijke vaardigheid die je in de eerste stap hebt genoemd, nu wel denkt te kunnen.

6.2 Wat hij kan, kan ik niet!

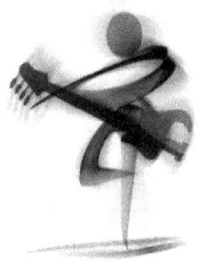

Wil je een bepaalde vaardigheid leren die je een ander hebt zien doen? Is dit fysiek mogelijk? Maar denk je "Ik kan dat niet!", dan is dit het juiste recept:

1. Kies iets wat je wilt kunnen.
2. Wie kan het al wel?
3. Visualiseer je voorbeeld (de betreffende persoon), terwijl deze de vaardigheid gebruikt.
4. Ga na of dit het precies is. Zo nee, pas het beeld aan of kies een ander als voorbeeld.
5. Verander jouw voorbeeld in JEZELF. Blijf kijken hoe de ander die vaardigheid uitvoert en verander tegelijkertijd zijn uiterlijk langzaam in jouw uiterlijk zodat je jezelf die vaardigheid ziet doen. Maak aanpassingen in je beeld tot je de vaardigheid helemaal doet.
6. Stap erin. Associeer jezelf met het beeld en ervaar hoe het is om die vaardigheid uit te voeren. Voelt dat goed? Lukt het zo? Zie, hoor, ruik, voel jezelf de vaardigheid doen.
7. Test of je de vaardigheid die je in stap 1 hebt genoemd nu wel denkt te kunnen. Herhaal zo nodig de hele cyclus van 2 t/m 7.

6.3 Leren keuzes maken

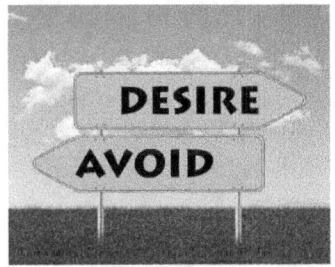

Als je voor een keuze staat, maar niet goed kan kiezen, dan is dit een leuk receptje:

1. Benoem waar het om gaat, bijv. "Ik wil graag… maar het komt er maar niet van".
2. Onderzoek de positieve kant, wat is er leuk of goed aan een keuze? Bekijk hier de submodaliteiten van (zien, horen, ruiken, voelen, proeven, groot, klein, kleur).
3. Onderzoek de negatieve kant, wat is niet leuk of niet goed? Bekijk hier de submodaliteiten.
4. Kijk nu van een afstandje naar de twee keuzes. Merk op uit welke keuze je de meeste winst kan halen. Is er nog een extra winst/ opbrengst die deze keuze geeft?
5. Kom terug naar het hier en nu en kijk of de keuze nu makkelijker te maken is.

6.4 Leren spellen

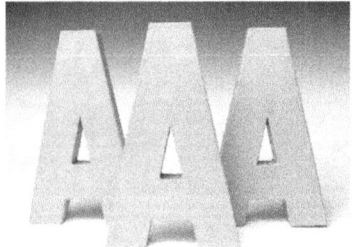

Beter worden in taal of problemen met dyslectie verminderen met een NLP-recept? Jazeker, dit is een bijzonder recept voor het krijgen van een spellingstrategie die smaakt naar meer!

1. Besef dat goede spellers een goede strategie hebben die een uitstekend resultaat oplevert. Minder goede spellers kunnen deze strategie overnemen en vervolgens betere spellers worden.
2. Kies een woord dat eenvoudig is, maar je weleens verkeerd zou spellen.
3. Neem de juiste spelling van het woord voor je, zodat je het makkelijk kan zien.
4. Sluit je ogen en denk aan iets prettigs, iets dat je ontspant en je een positief gevoel geeft. Als dat gevoel intens en sterk is, open je je ogen en kijk je naar de correcte spelling van het woord dat voor je ligt.
5. Beweeg je ogen naar linksboven en zie de juiste spelling voor je. Beeld je in dat je de juiste spelling ziet (als afgebeelde tekst).
6. Neem even pauze. Dek de spelling die je op papier hebt staan af en kijk daarna weer naar linksboven en zie het mentale plaatje weer van het juist gespelde woord. Schrijf nu de letters op die je in je mentale plaatje ziet. Controleer deze daarna met de juiste

spelling zoals je op papier hebt staan. Als dat niet juist is, begin dan weer bij stap 3.

7. Kijk weer naar linksboven, naar het mentale plaatje van het woord. Spel het woord nu van achter naar voor. Schrijf nu de letters van rechts naar links op. Als dat niet klopt ga dan weer terug naar je mentale plaatje en doe dit opnieuw.

8. Neem even pauze. Dek alle geschreven en op papier staande woorden af. Beweeg je ogen weer bewust naar linksboven en kijk naar het mentale plaatje met het goed gespelde woord. Schrijf het woord op papier en controleer of dit juist is gespeld.

Note:

Dit is een recept dat vaker herhaald moet worden. Bijvoorbeeld 2 keer per week gedurende 5 weken. Daarna wordt dit een automatische manier voor de hersenen en zal het spellen als vanzelf eenvoudiger worden.

NLP-uitgangspunt:
"Ieder gedrag heeft een positieve intentie".

7. Gedrag

7.1 Basisrecept gedragsaanpassingen

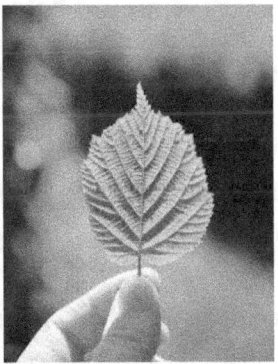

Aan gedrag zit vaak een overtuiging vast en een stemming. Je stemming kan anders zijn op een dag dat alles op rolletjes loopt, dan als er ruzie gemaakt is. Als je je eigen stemming begrijpt, is dat de sleutel tot verandering in gedrag. Het basisrecept:

1. Doe je ogen dicht en waan je in een bepaalde stemming. Zeg hardop welke stemming dat is.
2. Maak de stemming groter en bedenk ook waar je bent, wat je ziet en wat je hoort.
3. Stem je hele fysieke houding in op de stemming en leef je helemaal in.
4. Bedenk iets wat de stemming kan doen omslaan.
5. Laat datgene gebeuren dat je stemming doet omslaan en merk op dat je stemming verandert.
6. Je bent nog steeds dezelfde persoon, maar nu in een andere stemming. Kijk naar de omgeving en als er mensen zijn ook naar anderen. Hoe zien zij jou? Hoe zou een cameraman naar je kijken als die er zou zijn? Wat merk je op in je lichaam?

7. Denk nu eens terug naar de eerste stemming. Hoe was dat voor jou?
8. Ga weer naar de tweede stemming en leef je in de tweede stemming helemaal in.
9. Ga nu je fysieke houding aanpassen naar de eerste stemming (maar hou de tweede wel vast).
10. Ga nu de geluiden, omgeving en kleuren waar mogelijk aanpassen naar die van stemming 1, dus nadat er iets was gebeurd dat de stemming deed omslaan. Merk op dat het steeds lastiger is om stemming twee vast te houden.
11. Neem nu de hele eerste stemming aan in de tijd nadat er iets was gebeurd dat de stemming deed omslaan (stemming 1 in situatie 2).
12. Ga nu weer terug naar het begin, voordat er iets was voorgevallen dat je stemming deed omslaan. Je hebt nu je eerste stemming. Leef je weer helemaal in dat moment.
13. Laat nu hetzelfde gebeuren dat eerst je stemming enorm deed omslaan, maar hou de huidige stemming vast. Merk op wat er gebeurt en dat je je eigen stemming kan beïnvloeden!

Als jij je stemming verandert, verandert je gedrag. Als jij je stemming beheerst, beheers je ook je gedrag!

7.2 Gedrag veranderen

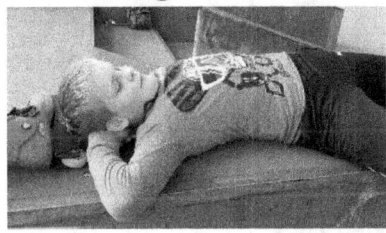

WIl Je graag een bepaald gedrag veranderen of een bepaalde overtuiging die minder functioneel is aanpassen? Dan is hier een lastig, maar supergoed "Swish" recept:

1. Kies het gedrag dat je wilt veranderen.
2. Welke triggers brengen een reactie teweeg dat leidt tot dit gedrag? (Dit kunnen zowel interne als externe triggers zijn, van een geur tot een bepaald voorwerp).
3. Visualiseer het beeld en alles wat daarbij hoort van het moment dat de trigger optreedt.
4. Ga je visualisatie expres veranderen. Is iets in kleur, maak dit dan eens zwart-wit, is iets groot, maak het eens klein, etc. Zoek hiermee uit welke veranderingen (submodaliteiten) het meest invloed hebben op je reactie.
5. Zet het proces stop en denk even aan iets heel anders.
6. Construeer nu een beeld van hoe je eruit zou zien in de door jou gewenste situatie met het gewenste gedrag dat daarbij hoort. Maak een sterk en overtuigend beeld.
7. Neem nu het oude beeld (van stap 3) in gedachten en maak het beeld daarvan groot en helder. Plaats in het midden hiervan een klein donker beeld van de "nieuwe" situatie.

8. Maak nu het heldere beeld klein en donker en het nieuwe beeld helder en groot. Doe dit zeer snel en laat dit gepaard gaan met een SWISHSHSH-geluid. Herhaal dit 5 keer.

9. Denk nu aan de oorspronkelijke trigger en merk op dat je dan als vanzelf zal gaan denken aan het nieuwe rijkere beeld dat je hebt gecreëerd. Je hersenen werken zeer snel en zullen deze aanpassing goed kunnen opnemen.

8. Omgeving

8.1   Basisrecept, ontdekken van je omgeving

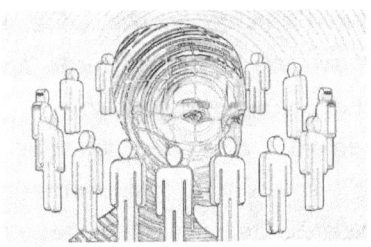

Je omgeving heeft invloed op je overtuigingen, maar zeker ook op je gedrag! Ook de context waarin je informatie zet heeft grote invloed. Stel dat er anderen zijn met negatief gedrag in je omgeving, dan kunnen die je eigen mogelijkheden, emotionele welzijn en gedrag enorm beïnvloeden! Omgaan met je omgeving betekent ook het ontdekken van deze omgeving. Het basisrecept om je omgeving als geheel te ervaren en te omarmen en alles uit je moestuin te gebruiken is hier:

1.   Doe je ogen dicht en ervaar dat je zit op een stoel en controleer waar je handen en voeten zijn en de rest van je lichaam.
2.   Begin eens midden onder in je buik en merk op wat daar is en wat je daar voelt. Alles is ok.
3.   Als je dat hebt bekeken, kijk dan eens naar de andere plaatsen in je lichaam en ervaar wat je voelt en opmerkt.
4.   Stel jezelf als geheel lichaam voor en bedenk wat er om je heen zit. Begin bij je kleding, dan de stoel en dan wellicht de ruimte, de temperatuur, de wind of geluiden. Ervaar wat je opmerkt.
5.   Stel jezelf voor dat je bent op de plek waar je je eigen omgeving wilt verkennen. Ga met je lichaam naar die plek in gedachten. Ervaar hoe het er is. Welke emoties merk je op? Wat voel je?

6. Weet dat je veilig bent en altijd terug kan uit de omgeving waar je bent en ervaar de geluiden uit de omgeving. Zijn die positief of negatief? Moet je er iets mee? Luister er eens naar. Zeg tegen jezelf "Deze geluiden zijn er en ik ben ok".

7. Ervaar nu de personen of dieren in de omgeving waar je bent. Zijn die positief of negatief? Moet je er iets mee? Kijk er eens naar of geef ze even aandacht als dat nodig is. Zeg tegen jezelf "Deze personen of dieren zijn er en ik mag er ook zijn".

8. Ervaar nu de geuren en smaken die er zijn, indien aanwezig. Zijn die positief of negatief? Moet je er iets mee? Ruik of proef eens iets in gedachten als dat nodig is. Zeg tegen jezelf "Deze geuren en smaken zijn er en ik ben er ook".

9. Stel je voor dat je iets zou voelen in deze omgeving, wat zou dat zijn en hoe zou dat aanvoelen? Ervaar dit en merk op wat dit met je doet. Is dat gevoel of negatief? Moet je er iets mee? Zeg in gedachten iets tegen dat gevoel als dat nodig is. Zeg tegen jezelf "Dit gevoel is er, ik mag óók gevoelens hebben".

10. Kijk in gedachten eens rond in de omgeving, wetend dat het veilig voor je is. Is deze omgeving positief of negatief voor jou? Kijk er eens rustig naar en ervaar wat het met je doet. Zeg tegen jezelf "Dit is de omgeving waar ik ben, ik mag er zijn en ik mag er invloed op hebben".

11. Kom langzaam terug naar het hier en nu. Doe je ogen open en bespreek wat je hebt ontdekt over het bewust worden van je omgeving.

8.2 Je wilt een patroon doorbreken?

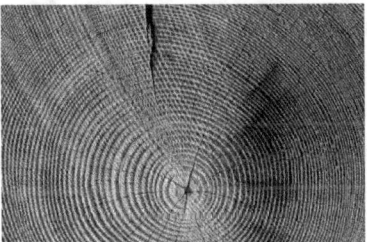

Als je een vast patroon hebt, waar je niet zo blij mee bent, dan kan je dat patroon doorbreken. Een ervaren kok is nodig om dit recept te begeleiden. Een verder eenvoudig en snel recept met een heerlijke nasmaak!

1. Bespreek wat de situatie is die vaak voorkomt en die je graag anders zou willen zien. Bepaal wat wel je doel is.
2. Maak een grote lijn op de grond of losse blaadjes om een pad aan te duiden in de tijd. Zet er een V op als indicatie voor het verleden. Zet een H op het papier bij de situatie van het Heden en een T bij de situatie die de Toekomst weergeeft.
3. Begin bij het verleden en ga daar staan op de V. Vertel wat de eerste stap is, die je zet om de (niet gewenste) huidige situatie te bereiken. Vervolg de stappen en wandel door tot het heden. Ga op de H staan.
4. Kijk achterom en zeg tegen jezelf. Dat was het heden, nu heb ik nieuwe keuzes. Kijk vervolgens naar de plek van de Toekomst en je nieuw gestelde doel die daar aanwezig is. Merk op wat je voelt. Geef aan wanneer je eraan toe bent om je te richten op de toekomst.
5. Bedenk of de toekomst dichterbij of verder weg zou moeten liggen en voel hoe dat voelt als je het zou kunnen veranderen? Leg je doel neer, waar dat prettig voelt. Controleer door op de H te staan en te kijken naar de T of dit ok is.

6. Bedenk nu welke stappen er nodig zijn om te komen tot je doel. Laat de begeleider dit opschrijven op losse blaadjes. Maak er maximaal 7 stappen van. Leg de blaadjes op je tijdlijn en ga weer terug naar het heden.

7. Terwijl je naar je doel en je stappenplan kijkt, bedenk dat bij elke stap of er hulpbronnen uit je verleden zijn die je kunt gebruiken om deze stap succesvol af te ronden. Voel en ervaar de hulpbronnen die je tot je beschikking hebt, wees je bewust waar in je lichaam je dit voelt.

8. Maak als je dat wilt ook contact met een situatie uit je verleden waarin je succes en/of vertrouwen hebt ervaren. Wees je bewust waar in je lichaam je dit voelt.

9. Als je dit hebt gedaan maak je contact met je heden. En dan stap je naar stap 1 van je stappenplan, samen met de hulpbronnen. Ga na wat er gebeurt en laat veranderen wat er veranderd moet worden. Dan ga je naar de 2e stap van je stappenplan en zo verder tot je doel.

10. Ga weer terug naar het heden en kijk eens naar het traject dat je zojuist hebt afgelegd, neem het beeld helemaal in je op en loop het pad nog een keer.

11. Ga op je toekomst staan en ervaar hoe dat voelt. Weet je welke stappen je nodig hebt? Ervaar en voel je succes.

12. Bespreek wat de eerste stap is om te komen tot het nieuwe doel. Neem verder de tijd om de hersenen de stappen en ervaringen te laten verwerken.

8.3   Leer hoe je de context kan beïnvloeden

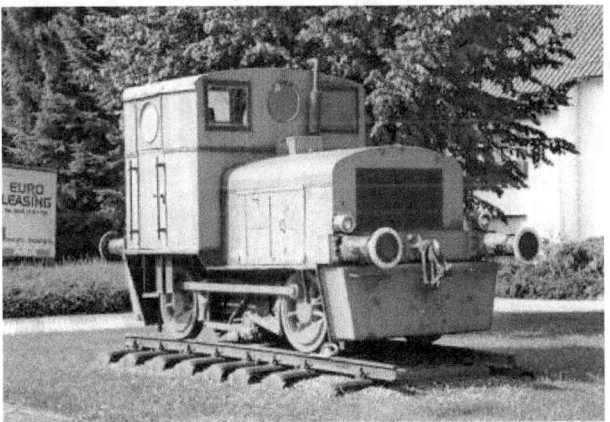

Een treinstel in je achtertuin is wellicht niet iets wat je graag zou willen als iemand je dat vraagt. Maar als je achtertuin een treinenmuseum is, dan juist wel! De context waarin we onze ervaringen en zienswijzen plaatsen is belangrijk bij het bepalen wat ons emotionele brein met de informatie gaat doen. De specerijen en textuur van recepten maakt ook of iets goed zal smaken! Het mooie is dat je de context van informatie zelf kan beïnvloeden. Dit recept laat je er mee spelen!

1.   Beschrijf eens in maximaal 5 zinnen je missie of doelen die je hebt in het leven. Neem de tijd.
2.   Kies nu je belangrijkste missie en geef dit 1 woord of 1 beeld.
3.   Doe je ogen dicht en denk aan je missie. Laat alles wat er in je opkomt naar boven komen en passeren. Je hoeft niets met de informatie of gevoelens te doen.
4.   Laat je missie even los en ga eens in gedachten naar je huidige omgeving, de omgeving waar je de missie wilt volbrengen. Kijk eens rond in deze omgeving en bedenk wat er handig en prettig is aan deze omgeving om je missie te gaan bereiken.

5. Kijk nu in gedachten eens naar het gedrag dat je hebt in deze omgeving. Bekijk ook gedrag van anderen die daar zijn. Bedenk ook welk gedrag functioneel is om je missie te bereiken.
6. Sta nu eens stil bij al je vaardigheden die je nodig hebt voor het gedrag dat je laat zien. Welke vaardigheden heb je al en welke heb je nog nodig? Welke zijn er handig om je missie te bereiken?
7. Met al je vaardigheden en kennis en levenservaring heb je ook overtuigingen. Bedenk welke overtuigingen je allemaal hebt. Bedenk ook welke overtuigingen bijdragen om je missie te bereiken.
8. Kijk nu eens opnieuw naar je missie. Hoe voelt het als je deze missie hebt? Kan je de juiste overtuigingen inzetten? Kan je de juiste vaardigheden opdoen of heb je die al? Kan je je gedrag zodanig inzetten dat dit bijdraagt aan je missie? Kan je je omgeving optimaal gebruiken of aanpassen om je missie te bereiken?
9. Loop in gedachten de weg naar je missie. Neem daar de tijd voor. Als je zover bent, doe dan je ogen weer open en wees weer in het hier en nu. Samen met je prachtige missie!

9. Nawoord

Ik hoop dat het receptenboek een welkome aanvulling is voor iedereen die het leest en gebruikt. Het boek zal veel gelezen en gebruikt worden door iedereen die het heeft aangeschaft of verkregen. Het is daarom belangrijk dat het receptenboek bruikbaar en begrijpelijk is, ook voor startende NLP-Coaches en beoefenaars.

Mocht u vragen hebben of aanvullingen of misschien zelfs een eigen coachtraject of intervisie willen ondergaan, neem dan contact op via het contactformulier op de website: http://www.4specials.nl of E-mail naar info@4specials.nl

Laten we weer een stap verder gaan op ons pad.

Wat is jouw missie?

Kom, dan gaan we het samen ontdekken!

Mijn missie is om anderen hun eigen pad te laten vinden.

Mijn missie is: "Nietsdoen!"